UNE EXCURSION

au château de Voré

HELVÉTIUS

Seigneur de Rémalard

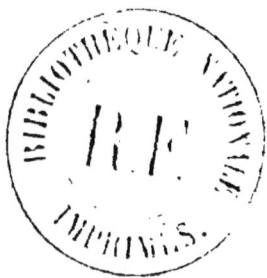

J'avais depuis longtemps un vif désir de visiter le château de Voré. On m'assurait que cette résidence, illustrée par le séjour d'Helvétius, était pleine encore de son souvenir. L'abbé Fret, dans ses *Chroniques Percheronnes*, et M. Léon de la Sicotière dans l'*Orne archéologique*, affirment que vers 1845 on voyait encore la chambre où le philosophe avait écrit le livre de l'*Esprit*, et que ses petits-fils avaient voulu conserver intacte, sans rien changer dans l'ameublement. C'est ainsi qu'au château de la Brède on montre aux curieux le cabinet de travail où Montesquieu a écrit ses immortels ouvrages. Il semble qu'on entre plus intimement dans la pensée des grands hommes lorsqu'on visite les lieux où ils ont vécu.

Mon pèlerinage à Voré ne devait pas être infructueux. Je ne parle pas de la chambre d'Helvétius, où l'abbé Morellet le vit souvent « ruminant des matinées entières, les volets fermés, se promenant de long en large pour échauffer ses idées et leur donner une forme qui ne fût pas commune. » Il n'est pas vrai qu'on en ait fait un sanctuaire. Mais quoique Voré a t changé de maître, c'est toujours la maison d Helvétius ; son chiffre sculpté en relief décore toujours le fronton de l'édifice et parmi les plus beaux arbres du parc, on remarque ceux que le philosophe a plantés de sa main. M. le comte d'Andlau, en nous faisant les honneurs du château bâti par son aïeul, nous a permis de contempler les traits d'Helvétius reproduits par un pinceau habile. Ce portrait répond bien a l'idée que l'on peut se faire de son caractère en lisant ses ouvrages. La bienveillance, la franchise sont peintes sur son visage paisible ; rien de la morgue d'un philosophe de profession : l'on voit que ce cœur loyal ne fut jamais troublé par les passions basses, la haine, la jalousie, l'intérêt, dont les grands hommes eux-mêmes ne sont pas toujours exempts. A côté du portrait en pied d'Helvétius, est celui de la compagne aimante et dévouée qui pendant vingt ans fut la joie et l'honneur de sa maison, et qui, après sa mort, sut rester fidèle à sa mémoire.

Parmi les tableaux qui décorent le vestibule, on remarque un groupe de singes accoudés sur une table chargée de fruits, et croquant à belles dents des raisins, des pastèques et des grenades. D'après les renseignements qui nous ont été fournis, ce tableau de genre serait une charge. Louis Fagon, conseiller ordinaire au conseil d'Etat et au conseil privé du roi, intendant des finances, chevalier, seigneur de Rémalard, se serait amusé à se faire peindre sous ce déguisement grotesque avec sa mai-

tresse et quelques familiers. (1) Louis
Fagon était le second fils du célèbre médecin de Louis XIV, surintendant du jardin
des plantes, auquel la science médicale
et la botanique sont redevables de plusieurs
travaux remarquables Il avait acheté,
en 1719, la seigneurie de Rémalard. Comme il ne s'était jamais marié, par son
testament, en date le 1743, il institua pour
légataire universelle Geneviève Dousseau,
veuve de Martial Borderie, écuyer, seigneur de Vernéjour (2). A la mort de Fagon,
survenue le 8 mai 1744 (3), cette dame devint propriétaire du domaine de Rémalard.
Il n'est pas téméraire de supposer que dans
le tableau en question, c'est cette dame qui
fait vis à-vis au seigneur de Rémalard, sous
le masque grimaçant d'une guenon.

Quoi qu'il en soit, Geneviève Dousseau,
vers 1749, vendit Rémalard, avec toutes
ses dépendances, a Claude-Adrien Helvétius,
fermier général, fils unique de Jean-
Claude Helvétius, médecin de la reine, en
relations intimes avec la famille Fagon.
Cette seigneurie qui comprenait Rémalard,
Voré, Blandé, Brigemont, Vallet, Dorceau,
Boissi-Mangis, Bizou, la Moutonnière, Longni, Vaujour, était considérable. Outre les
droits utiles, droits de halle et de marché, etc.,
le domaine renfermait plusieurs moulins,

_____

(1) On sait que c s portraits charges étaient assez
à la mode au XVI I° siècle. La galerie de Chantilli,
entre autres, possède plusieurs peintures de ce
genre reproduites dans le *Magasin pittoresque*,
1862, p. 11, 91 161 et 219.
(2) Minutes du notariat de Rémalard. — Pitard,
Fragments hist. sur le Perche, p. 394.
(3) Moréri, *Grand Dictionnaire historique*.

ceux de Rémalard sur l'Huîne et de Vaujour
sur le ruisseau de Boiscorde, un étang, plusieurs métairies et environ 3 000 arpents de
bois, y compris le bois de Feulet, qu'Helvétius acheta plus tard. Ces bois formaient le
fonds principal de ce vaste domaine. Quant
aux terres labourables, elles étaient d'un
maigre produit, en raison de la situation
déplorable de l'agriculture à cette époque.
Cette situation est décrite avec détails dans
des rapports dressés en 1762 et recueillis
par Odolant Desnos, secrétaire de la Société
d'agriculture fondée à Alençon en 1761 (1).

On voit par une lettre écrite par M. d'Or-
messon intendant des finances à l'intendant de la généralité d'Alençon, le 13 avril
1740, « qu'une partie considérable des terres des élections de Mortagne et de Verneuil
n'avoit point été ensemencée en bled l'hiver
dernier, par la misère des habitants. » La
rigueur exceptionnelle de cet hiver (2) ayant
achevé de les épuiser, ils se trouvèrent hors
d'état de faire les blés de mars. Le gouvernement dut faire aux cultivateurs de ces
deux élections des prêts d'argent pour les
mettre à même d'acheter des semences et
ne pas laisser les terres incultes. Le 21 mai
1742, le subdélégué de Verneuil écrivait à
l'intendant : « Si Dieu n'exauce les prières

---

(1) Ces documents, d'un haut intérêt, furent com-
muniqués à l'Association normande, dans la session
tenue à Alençon en 1836, par M. Fr. Libert, député.
Il est regrettable que ces documents n'aient pas été
publiés.
(2) Voir, au sujet des effets de l'hiver de 1740, les
*Notes sur le naturaliste Réaumur et sur le médecin
Helvétius* que j'ai publiées dans les Bulletins de la
Société des Antiquaires de l'Ouest (4e trimestre de
1869, p. 302 — 310.)

de son peuple, il y a plus à craindre cette
année que les précédentes (1). »

Dans ces circonstances et à une époque
où l'absentéisme était une des plaies
des campagnes, il n'est pas douteux que le
jeune fermier général, en venant se fixer
dans ce canton perdu au milieu des forêts
du Perche, allait y apporter des éléments de
richesse et de progrès.

Pour apprécier l'influence que put exercer autour de lui le nouveau seigneur de
Rémalard, il importe d'abord de connaître
l'homme et d'avoir une idée de ses ouvrages.
Nous pourrons alors entrer dans quelques
détails sur les progrès industriels et agri-
coles qu'Helvétius essaya de réaliser à Rémalard et sur les actes de bienfaisance et d'humanité qui ont fait bénir par les habitants
du Perche un nom anathématisé par la
Sorbonne.

---

(1) Archives de l'Orne, série C, art. 91, p. 36 de
l'*Inventaire sommaire*, T. II.

I.

HELVÉTIUS FERMIER GÉNÉRAL.

Peu d'existences ont été aussi heureuses
que celle d'Helvétius. Comblé des dons de
la fortune et de ceux de la nature, il eut le
mérite rare de résister à l'enivrement des
sens qui étouffe l'intelligence et à l'exalta-
tion de l'orgueil qui déprave le cœur. Né à
Paris au mois de janvier 1715, d'une famille
de médecins illustres, Claude-Adrien Helvétius fit ses études au collège Louis-le-Grand,
tenu alors par les Jésuites. Dans ses premières classes. il parut ne faire que peu de
progrès quoiqu'il fût doué d'aptitudes excel-
lentes. La vie claustrale du collège, le pé-
dantisme des professeurs, la lourdeur de
leur esprit fatiguaient son imagination et
l'insipidité de leurs premières leçons rebu-
tait son intelligence active qui réclamait des
aliments substantiels capables de la nourrir.
Ce n'est qu'en rhétorique que le Père Po-
rée, le maître de Voltaire, devina ses talents
naturels et lui donna des soins qui en
hâtèrent l'éclosion. Les succès qu'il avait
obtenus dans les exercices littéraires de son
collège, entourés à cette époque d'une certaine solennité, le déterminèrent à faire des
efforts pour réussir également dans les exercices du corps, l'escrime et la danse, pour

lesquels jusqu'alors il ne montrait que de l'aversion. En peu de temps il y devint si habile qu'il put même, selon la mode du temps, figurer dans un ballet de l'Opéra sous le masque du célèbre Javillier et recueillir des applaudissements.

L'*Essai sur l'entendement humain* de Locke qu'il lut étant encore au collége, produisit sur son esprit la plus profonde impression et décida de sa vocation philosophique. En attendant, pour obéir à son père qui le destinait à la finance, il dut se rendre à Caen, chez son oncle maternel, M. d'Armancourt, directeur des fermes du roi. Tout en s'occupant d'études financières, Helvétius ne négligea pas les études plus élevées vers lesquelles le ramenait la tournure naturellement sérieuse de son esprit. Il se fit alors recevoir membre de la Société littéraire de Caen et composa quelques travaux qui ne sont que des essais mais qui lui ménagèrent des relations avec plusieurs écrivains célèbres. Quelques années après, il obtenait la charge de fermier général qui valait bien cent mille écus de rente. Cent mille écus, beaucoup d'esprit, des talents d'agrément, une figure séduisante, tant de dons accumulés sur une seule tête, c'était plus qu'il n'en fallait au xviiie siècle à un jeune homme de vingt-trois ans pour réussir dans le monde au-delà de ce que l'imagination la plus ardente peut souhaiter. La facilité même de ces succès pouvait faire concevoir la crainte que la dissipation et les goûts frivoles ne prissent la place des heureux germes que la nature et l'éducation avaient déposés dans son esprit. (1) Helvétius eut assez de force de caractère pour s'arrêter sur cette pente dangereuse.

Le goût de l'étude, le désir de la gloire et la générosité de sa nature l'arrachèrent à l'influence énervante du milieu dans lequel il vivait. Il fut soutenu et encouragé dans cette voie par les conseils de Voltaire : « Continuez, lui écrivait-l, de remplir votre âme de toutes les connaissances, de tous les arts et de toutes les vertus. Ne craignez pas d'honorer le Parnasse de vos talents. Ils vous honoreront, sans doute, parce que vous ne négligerez jamais vos devoirs... Quoi, pour être fermier général, on n'aurait pas la liberté de penser ? Eh. Atticus était fermier général, les chevaliers romains étaient fermiers généraux. Continuez, Atticus. »

Dans ses tournées comme fermier général, Helvétius trouva de nombreuses occasions de satisfaire, dans la mesure de ses moyens, son amour de la justice, sa haine de l'arbitraire et de cette tyrannie fiscale

_____

(1) Arsène Houssaye place Helvétius au nombre des héros de la vie parisienne vers 1740 ; il le représente sous les traits « d'Apollon poursuivant Daphné. Aussi, dit-il, comme il était aimé à Versailles et à Paris, à l'Opéra et à la Comédie ! » Un financier, qui n'était qu'un financier — et pourtant

Jamais surintendant trouva-t-il de cruelles ?

offrait cent louis à M¹¹e Gaussin, du Théâtre français, la créatrice du rôle de Zaïre, pour avoir le droit de franchir « le seuil de sa porte. » « Monsieur, je vous en donnerai deux cents si vous voulez venir me voir avec cette figure-là ; » et la jolie actrice indiquait du doigt Helvétius. (*Histoire du 41° fauteuil.*)

dont il nous est difficile aujourd'hui de nous faire même une idée complète. Il ne voulait pas, dit un biographe, recevoir l'argent des confiscations, et souvent il dédommagea le malheureux ruiné par les vexations des sous-traitants. Ses collègues, on le pense bien, furent loin d'approuver ces procédés, si différents de ceux qui étaient en usage dans ce monde à part que Lesage a personnifiés dans le type de Turcaret. Mais comme Helvétius ne faisait ses bonnes actions qu'à ses dépens, les fermiers généraux voulurent bien tolérer cette conduite. Helvétius fit plus, il eut le courage de plaider auprès des ministres, la cause de ceux dont il avait pu apprécier les souffrances. Le génie des employés de la gabelle, fécond en inventions de ce genre, avait imaginé dans les salines de la Lorraine et de la Franche-Comté, une machine nommée *graduation* qui diminuait la dépense de combustible dans la fabrication du sel, et augmentait par conséquent les bénéfices des *gabelous*, tout en nuisant notablement à la qualité du sel. Helvétius proposa de détruire la machine ou de diminuer le prix du sel. Il est presque inutile d'ajouter qu'en s'attaquant à une institution aussi vieille et aussi remplie d'abus que la gabelle, le jeune fermier général devait s'attendre à se voir éconduit par le ministre. (1) Il fut plus heureux dans une réclamation relative a un nouveau droit sur les vins, qui désolait

---

(1) On sait que Necker lui-même, n'osa pas toucher à cet impôt dont il connaissait les abus, mais qu'il regardait comme indispensable au trésor. — V. mon étude intitulée l'*Impôt du sel et la contrebande dans la Marche sous l'ancien régime.*

la ville de Bordeaux et menaçait de ruiner les vignerons. Il obtint la suppression de ce nouvel impôt.

En même temps qu'il réprimait l'avidité des subalternes, Helvétius indiquait les moyens de diminuer le nombre de ces agents et d'atténuer la misère du peuple en remontant aux causes qui l'entretenaient ; il proposait de donner plus de valeur aux terres du domaine royal et de soulager ainsi doublement le trésor et les particuliers.

Les services réels qu'Helvétius était à même de rendre dans ses fonctions, ne l'empêchaient pas d'éprouver de nombreux dégoûts. Quoiqu'en dise Voltaire, les fonctions de fermier général étaient absolument incompatibles avec les idées élevées et les sentiments généreux qui faisaient le fonds du caractère d'Helvétius.

Il vendit sa charge vers 1750, et avec le produit, se rendit acquéreur de plusieurs terres qui, jointes à celle de Voré, achetée à cette époque, donnèrent à ses possessions en immeubles une étendue considérable (1). Par déférence pour son père, qui le ait à le rattacher au monde officiel par des fonctions honorifiques, il acheta en outre la charge de maître d'hôtel de la reine. La bonté de la reine, Marie Leczinska qui, quoique fort dévote, avait l'esprit assez large et le carac-

---

(1) Dans une constitution d'une rente de 400 l., faite à son profit le 7 juin 1769, par Louis-Auguste de Barville, on lui donne les qualifications suivantes : « Claude Helvétius, chevalier, seigneur de Voré, Lumigny, Rémalard, la Malmaison et autres lieux. Archives de l'Orne, série E. Titres de la famille de Barville.

tère assez élevé pour pratiquer autour d'elle
la tolérance, lui rendit supportable le séjour
de la cour pour lequel il n'était guère plus
fait que pour les emplois de finance.

C'est à la même époque, au mois de juillet
1751, qu'eut lieu son mariage avec Mlle de
Ligniville d'Autricourt (Anne-Catherine),
née au château de Ligniville en Lorraine,
qu'il avait rencontrée chez Mme de Graffigni,
sa tante, si connue par les *lettres Péruvien-*
viennes. Mlle de Ligniville, issue d'une famille illustre, alliée même, dit-on, à la maison de Lorraine, était sans fortune, mais
elle possédait au plus haut degré des quali-
tés rares chez les grandes dames du xviiie
siècle : l'élévation du caractère, le courage,
la simplicité des mœurs et la bonté.

Son mariage et l'acquisition de la terre de
Voré lui permirent de réaliser le projet qu'il
caressait depuis longtemps, de se retirer à
la campagne, pour y vivre de la vie d'un
sage et s'y livrer librement à son goût pour
les études relatives à la philosophie et à
l'économie sociale. Aussitôt après leur mariage, M. et Mme Helvétius partirent pour
Voré. L'ancien fermier général avait voulu
emmener avec lui deux secrétaires de ses
bureaux qui lui étaient absolument inutiles,
mais auxquels le traitement qu'il leur faisait
était nécessaire. On raconte que l'un d'eux,
nommé Baudot, caractère maussade et bourru,
jouait auprès de lui le rôle de la femme de
Socrate. Sans cesse on le voyait gronder
contre son maître, critiquer sa manière
d'agir, contrecarrer ses idées, lui adresser
les reproches les plus durs, même en présence de Mme Helvétius. Pour un philoso-

phe qui désire s'exercer à la patience et se
mettre en garde contre les surprises de
l'orgueil, la ressource était merveilleuse.
Helvétius avait assez de sang froid pour
écouter paisiblement les remontrances de ce
vieux serviteur. Un jour cependant que le
prône avait été plus chargé que de coutume,
il ne put s'empêcher d'interrompre le pré-
dicateur pour dire à Mme Helvétius, témoin
de cette scène : « Est-il possible, madame,
« que j'aie tous les torts, tous les défauts
« que me reproche Baudot ? « Non, sans
« doute. Mais enfin j'en ai évidemment quel-
« ques-uns ; et qui est-ce qui m'en parlerait
« si je ne gardais pas Baudot ? »

Notre philosophe, on le voit, savait join-
dre la pratique aux préceptes, et il n'était
pas de ces moralistes qui, après avoir prêché
éloquemment la vertu aux autres, montrent,
dans leur vie privée, la contre-partie des
belles maximes qu'ils étalent en public.

II

HELVÉTIUS PHILOSOPHE.

Helvétius, dit Rœderer, n'est pas l'écrivain de ce siècle qui ait étonné le plus les
esprits éclairés ; il est peut-être celui qui a
éclairé le plus grand nombre d'esprits et
étendu le plus d'esprits bornés... Ombre
d'Helvétius, salut (1) !

Le grand ouvrage auquel Helvétius tra-
vaillait depuis longtemps dans sa retraite
studieuse de Voré, le livre de l'*Esprit*, parut
enfin en 1758. Le sujet de l'ouvrage est la

---

(1) Rœderer, *Œuvres* T. IV. p. 470.

recherche des fondements de la morale sociale. L'intérêt étant le mobile ordinaire
des actions des hommes, l'auteur établit que
la base la plus large et la plus solide que l'on
puisse donner à la morale consiste dans les
rapports qui existent entre l'intérêt de l'individu et l'intérêt général. La mesure du
bien et du mal doit être appréciée suivant
l'utilité sociale. Ce qui est utile à tous ne
peut être mal ; ce qui nuit ne peut être bien.
La vertu n'est pas autre chose qu'un sentiment sublime qui nous porte à diriger nos
actions vers le bien de tous, et les actions
véritablement criminelles sont celles qui
nuisent à la société. Helvétius, on le voit, a
jeté dans ce livre les fondements de la morale rationnelle, de la morale indépendante.
Les conclusions politiques, sociales, reli-
gieuses qui découlent de ce système sont
faciles à déduire. L'auteur n'avait garde de
les éviter et son livre doit même plutôt être
considéré au point de vue des applications
sociales qui en découlent qu'au point de vue
des théories qu'il contient. Rétablir l'accord
nécessaire entre l'intérêt particulier et l'intérêt général, tel doit être, concluait-il le
but des législateurs. Les mauvaises lois, un
régime despotique tendent à rendre les
hommes vicieux, et les petites républiques de
la Grèce ont produit plus de belles actions et
de grands hommes sur tous les grands em-
pires de l'Orient où règne le despotisme le
plus absolu. Donc pour réformer la société,
il faut réformer les lois politiques.

Pour oser traiter un pareil sujet, il fallait
plus que de l'audace, il fallait du génie. On
trouve bien quelques-unes des idées fonda-

mentales du livre de l'*Esprit* dans plusieurs
philosophes de l'antiquité, dans Spinosa,
dans Hobbes et surtout dans Locke. mais
nulle part on ne les avait vues formulées en
un système de morale, avec cette vigueur et
cette netteté. Un juge qui n'est pas suspect,
M. Victor Cousin le chef même de l'école
spiritualiste, a parfaitement défini la valeur
de ce système au point de vue philosophique.
« Ce fut, dit-il, une réaction extrême, mais
jusqu'à un certain point légitime. contre la
rigueur excessive de la morale stoïque et surtout de la morale ascétique qui étouffe la
sensibilité au lieu de la régler, et, pour
sauver l'âme des passions, lui commande un
sacrifice de tous les instincts de la nature
qui ressemble à un suicide. La vie humaine
n'est point une prison, ni le monde un con-
vent. Le goût du plaisir, les passions même
ont leur raison dans les besoins de l'humanité. Le premier lien de l'homme avec la vie
est le plaisir. Otez le plaisir, et la vie lui est
sans attrait. Supprimez la passion, plus
d'excès. il est vrai, mais plus de ressort suf-
fisant. Nous ne venons, pas contester à la
morale de l'intérêt la vérité ni même la
légitimité de son principe ; nous sommes
convaincu que ce principe existe, et qu'il a
sa raison d'être. La seule question que nous
posons est celle-ci : le principe de l'intérêt
est vrai en lui même ; mais n'y a-t-il pas
aussi d'autres principes tout aussi vrais, tout
aussi légitimes ? (1) »

_____

(1) *Du fondement de la morale.* par V. Cousin.
Revue des *Deux-Mondes*, T. XIII, 16ᵉ année, 1ᵉʳ janv.
1846.

Le livre de l'*Esprit* produisit une immense sensation non seulement dans le monde littéraire, mais même dans les régions où jusque-là les questions philosophiques n'avaient guère pénétré. Une foule d'observations fines, de traits ingénieux, d'anecdotes et de descriptions agréables, semées adroitement dans le livre en rendaient la lecture accessible même aux grandes dames du xviiie siècle. Il s'en faut de beaucoup cependant qu'il ait été apprécié à sa juste valeur. Le président de Brosses disait que ce mélange de métaphysique et de morale, d'idées politiques et d'idées sociales était une vraie *cipolatta*. Voltaire lui-même ne se montra guère moins sévère à l'égard de son disciple chéri. On ne voulait pas voir alors que ce mélange de pensées graves et légères était précisément un trait d'habileté. Ainsi avaient fait les auteurs de la *Logique du Port Royal*, auxquels on reprocha également d'avoir altéré la gravité de l'enseignement philosophique en répandant dans leur ouvrage une foule d'exemples et de rapprochements propres à faire penser. Helvétius avait une autre excuse, c'était la nécessité d'endormir la vigilance des censeurs, aux ciseaux desquels il ne réussit à soustraire son livre qu'en le revêtant d'un vernis de métaphysique et à la faveur d'une sorte de déguisement. Il est même étonnant qu'il ait obtenu l'approbation et le privilège du roi. Quant aux théologiens ils ne se méprirent pas sur la portée d'un pareil livre. Le *Journal Chrétien* poussa le cri d'alarme. De son château de Larocque en Périgord, Christophe de Beaumont écrivit une pastorale; plusieurs prélats se joignirent à lui et la secte des

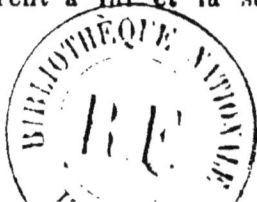

2

jansénistes fit chorus contre l'ennemi commun. Tous ensemble déclarèrent : « que le pernicieux livre de l'*Esprit* était une vapeur sortie du puits de l'abyme ; que l'auteur était un lion qui attaquait la vertu à force ouverte et un serpent qui lui tendait des embûches ; que sa philosophie répandait une odeur de mort qui infecterait toute la postérité et que c'était une plante maudite qui étoufferait d'âge en âge le bon grain semé dans le champ du père de famille. » La Sorbonne enfin frappa le livre de sa censure.

La guerre entre les partisans de l'infaillibilité pontificale qui reconnaissaient le jésuite Molina pour docteur et les jansénistes qui à cette époque représentaient l'opinion des catholiques modérés ou comme nous disons aujourd'hui libéraux, était alors dans toute son activité. Ces deux sectes s'accusaient réciproquement de trahir les intérêts de la religion. Mais les jansénistes dont l'orthodoxie était plus que suspecte au Saint-Siège se croyaient obligés de montrer plus de zèle pour sa défense ; tandis que les jésuites qui avaient identifié leur cause avec celle de Rome prétendaient périr ou triompher avec elle et montraient plus de sang-froid et d'adresse dans leurs attaques contre les philosophes. Un père qui depuis vingt ans avait ses entrées dans la maison d'Helvétius fut chargé de lui faire signer une petite rétractation. Ce premier succès obtenu, il prétendit lui persuader que sa sûreté était intéressée à en signer une seconde beaucoup plus explicative et humiliante pour la dignité de l'écrivain. Il écrivit ensuite secrètement à Mme Helvétius pour l'effrayer et la déterminer à presser son mari de signer ce for-

mulaire. Mme Helvétius fit preuve dans
cette circonstance d'une grande énergie. Elle
répondit que si son mari était condamné à
l'exil, comme on l'en menaçait, elle était déterminée à le suivre avec ses enfants, mais
que jamais elle ne se prêterait au rôle qu'on
voulait lui faire jouer. La mère d'Helvétius
montra moins de fermeté. Elle s'alarma sur
l'avenir de la famille de son fils et joignit
ses instances a celles du bon père. Helvétius
était résolu à tenir bon et a voir jusqu'où
irait la violence des ennemis qu'il avait osé
braver. Il avait observé toutes les formalités
juridiques, son livre avait été examiné par
les censeurs royaux et lui-même s'était sou-
mis à toutes les corrections qu'on lui avait
demandées. S'il y avait délit dans le fait de
la publication, le seul coupable n'était-il pas
le censeur qui avait donné l'autorisation
d'imprimer? Mais c'est précisément cette
considération qui fit céder Helvétius. Il ne
pouvait supporter l'idée qu'il allait être la
cause de la disgrâce, peut être de la perte
d'un homme estimable; pour le sauver il se
résigna à signer tout ce qu'on voulut. Comédie pitoyable, dont la honte retombe non
pas sur Helvétius mais sur les soi-disant
défenseurs de l'ordre social qui avec de
pareils moyens prétendaient consolider le
trône de l'autel.

En dépit de cette rétraction, l'ouvrage eut
l'honneur d'être interdit en France par
arrêt du Conseil d'Etat, brûlé par la main du
bourreau et anathématisé par l'inquisition.
Ces anathèmes ne firent que confirmer le
succès du livre qui ne tarda pas à être tra-
duit dans toutes les langues. Hume et
Robertson en parlèrent comme d'une œuvre

magistrale. La reine de Suède fit transmettre
à l'auteur l'expression de ses sentiments
d'admiration. Plusieurs cardinaux même lui
écrivirent pour l'assurer que leurs sympathies
lui étaient acquises.

Quoi qu'il en soit, Helvétius se tint pour
averti. Il continua d'écrire et s'occupa de
préparer un second ouvrage, le traité *de
l'homme, de ses facultés intellectuelles et de
son éducation*, destiné à faire suite au premier ; mais il renonça a rien faire imprimer
de son vivant et se borna à prendre des me-
sures pour assurer la publication de ses
manuscrits après sa mort. Il avait à cœur
d'épargner à sa famille le contre-coup des
persécutions dont on le menaçait, si par ses
écrits, il donnait de nouveaux sujets de
plaintes contre lui. Il avait d'ailleurs payé
largement sa dette à la cause des idées philosophiques et humanitaires en publiant son
livre de l'*Esprit* et en attirant sur lui la
haine des ennemis de la liberté de penser.
Un courant d'opinion était formé ; il appartenait à d'autres de le diriger, et lorsque le
moment serait venu de faire entrer ces théories dans le domaine de l'application et de la
politique.

Pendant qu'à Paris les fureurs jésuitiques
et jansénistes s'exerçaient sur son ouvrage,
Helvétius retiré a Voré, attendait avec patience la fin de la crise, s'en remettant à
l'action du temps pour faire triompher la
cause du sens commun. Le bonheur qu'il
goûtait au sein d'une famille adorée le dé-
dommageait amplement des ennuis auxquels
il s'était exposé en heurtant les opinions
dominantes et les préjugés de son siècle. Le

bonheur de cette famille était remarqué de
tous ceux qui étaient reçus à Voré. « Ces
gens-là, disait une femme du monde, ne
prononcent point comme nous les mots de
mon mari, ma femme, mes enfants.» Ce n'est
pas un paradoxe de dire qu'Helvétius, tout
entier au sentiment du bonheur dont il jouissait, était par là même dans de mauvaises
conditions pour écrire son poème sur le *Bonheur*. Mais l'existence heureuse et paisible
dont il jouissait à Voré, la joie et le bien-
être qu'il répandait autour de lui étaient la
meilleure justification de ses principes. C'est
ainsi qu'il mérita l'honneur que lui fit Voltaire en lui dédiant son épître *de la Modé-
ration en tout, dans l'étude, dans l'ambition,
dans les plaisirs*. L'abbé Lefebvre de la
Roche, dépositaire de ses manuscrits, put
écrire au bas de son portrait :

> Des sages d'Athènes et de Rome
> Il eut les mœurs et la candeur ;
> Il peignit l'homme d'après l'homme
> Et la vertu d'après son cœur.

III

HELVÉTIUS, SEIGNEUR DE RÉMALARD.

Lorsqu'il visita pour la première fois ses
nouvelles possessions du Perche, au mois de
février 1750, Helvétius put éprouver quelque
chose de semblable au sentiment de tris-
tesse qui s'empara de l'âme de l'aîné des
Gracques quand il traversa les plaines de la
Toscane où, sur un sol si favorable à la cul-
ture, il ne vit que des terres en friches, des
métairies en ruines ou abandonnées par
leurs colons.

La misère des campagnes s'était en effet
aggravée au XVIIIe siècle, non-seulement avec

l'augmentation des impôts, mais aussi par
suite de l'habitude funeste qu'avait prise la
noblesse d'abandonner ses terres pour vivre
à la cour.

A Rémalard, par exemple, depuis longues
années, le régisseur, Jacques Lefrançois,
était beaucoup mieux connu des vassaux du
seigneur que le seigneur lui-même, qui ré-
sidait constamment à Paris. A la mort de
Louis Fagon, Geneviève Dousseau, sa légataire universelle, ayant été mise en possession de ses propriétés, renonça même à s'occuper du détail fastidieux des comptes des
fermiers, auxquels, comme madame de Gri-
gnan, elle préférait probablement les Contes
de La Fontaine. Pour surveiller la gestion
de Jacques Lefrançois, elle donna procuration à un sieur Gobin, bourgeois de Paris,
décoré par elle du titre de fermier général;
c'est ce qui résulte d'une série d'actes, baux
à ferme, reconnaissances de rentes, procès-
verbaux de visites des propriétés, etc, con-
signés dans les minutes du tabellionnage de
Rémalard que j'ai pu compulser, grâce à
l'extrême obligeance de M. Robbe. L'acte de
vente des domaines et seigneuries de Rémalard, Voré, Blandé, Brichemont, Vallet, Dorceau, Boissi-Maugis, Bizou, la Moutonnière,
la Brische, Longni, etc., n'ont pu être re-
trouvés. Nous savons seulement que par son
testament, du 22 avril 1749. Geneviève Dousseau, dame de Rémalard, fit un legs d'une
rente de 321 livres à la communauté des
habitants de Rémalard, et que le 13 février
1750, Helvétius vint à Voré où il signa
plusieurs baux à fermes des propriétés qui
dépendaient de ce domaine. C'est entre ces
deux dates qu'eut lieu l'acquisition faite par

Helvétius, à la suite de la vente de sa charge de fermier général.

Le 3 septembre de la même année, il visita, assisté de maçons, de couvreurs et de charpentiers la halle et les étaux de Rémalard. Les étaux des bouchers étaient au nombre de quatorze dont six en mauvais état. On trouva cent carreaux avec leurs chevalets, destinés aux marchands de mercerie. La halle était munie d'une grosse horloge, qui servait à indiquer l'heure de l'ouverture du marché ; mais la couverture avait besoin de grandes réparations. Dès le mois de février, avaient été affermés les droits de halle, coutume du marché, péages, etc., pour 600 livres et 7 minots d'avoine. Le moulin bannal, le four et le fournil dont étaient mouvants et fournoyants les habitants de Rémalard avaient été affermés, à la même date, à Thomas Teinturier, pour 1,550 livres. somme considérable, vu la valeur de l'argent à cette époque. Le moulin à fouler les draps fut affermé à part, mais avait peu d'importance.

Bien que situé à trente six lieues seulement de la capitale, sur la grande route de Paris a Angers, traversée une fois la semaine par le coche ou carrosse de diligence qui relayait à Rémalard et y laissait de temps en temps quelque voyageur, Voré, était une vraie solitude, et pour un jeune homme habitué aux jouissances du luxe et aux amusements des réunions mondaines, il fallait une certaine dose d'énergie pour prendre la résolution de s'y fixer. Il fut nécessaire de songer d'abord à reconstruire le château pour remplacer l'ancien manoir qui, depuis longues années n'était plus habité que par le régisseur.   •

Helvétius prit à tâche de transformer ce château abandonné en un séjour charmant. Il fut aidé au moins pour moitié dans cette entreprise par Mme Helvétius. Des gens de lettres, des femmes du monde vinrent souvent passer des mois entiers à Voré, pour s'y délasser de la vie factice des salons à la mode et pour se remettre à l'école de la nature et du bon sens. Ce commentaire en action du livre de l'*Esprit* donné sous les ombrages de Voré ne pouvait manquer de laisser une impression profonde sur ceux qui le recueillaient. Aussi, restée fidèle aux idées de son mari, comme à ses habitudes de franchise et d'indépendance, Mme Helvétius, longtemps après, osa dire un jour au général Bonaparte qui lui laissait entrevoir le but où tendait son ambition: «Vous ne savez donc pas combien on peut trouver de bonheur dans trois arpents de terre. »

L'influence des principes philosophiques dont s'inspirait Helvétius ne resta pas limitée aux hôtes de Voré. Son noble caractère, sa bonté, sa bienfaisance exercée avec autant de délicatesse que de libéralité ont laissé de touchants souvenirs dans le pays. L'administration du domaine de Voré ayant été fort négligée depuis longtemps, un grand nombre de possesseurs d'arrière fiefs relevant de Voré avaient négligé d'acquitter les rentes féodales. De ce nombre était M. de Vasconcelles, d'une famille qui prétendait (1)

(1) Il est impossible d'admettre, avec les auteurs de l'*Orne archéologique*, que les Vasconcelles du Perche soient venus se fixer dans ce pays à la suite de la Révolution de 1640 qui renversa du pouvoir Michel de Vasconcellos et rendit au Portugal son indépendance. On trouve les Vasconcelles

dit-on, se rattacher aux Vasconcellos de Portugal, mais réduite à la pauvreté. Pressé par les gens d'affaires du nouveau seigneur qui pour lui témoigner leur zèle ne manquaient pas de poursuivre rigoureusement les débiteurs en retard, M. de Vasconcelles vint trouver Helvétius, lui exposa l'état de ses affaires et lui déclara qu'en ce moment il n'était pas en état de payer tous les arrérages qu'il devait, mais qu'il s'engageait sur l'honneur à payer exactement à l'avenir et à s'acquitter si l'on voulait bien lui accorder du temps. Il ajouta que si l'on exigeait davantage et si l'on continuait les procédures on allait le ruiner sans ressources.

« Oui, je sais, lui dit Helvétius, en l'interrompant, que vous êtes un galant homme et que vous n'êtes pas riche. Vous ne payerez à l'avenir que comme vous le pourrez. Mais tenez, voici un papier qui devra vous mettre à l'abri des poursuites de mes gens d'affaires. » C'était une quittance générale. M. de Vasconcelle se jette à ses genoux en s'écriant : « Ah ! monsieur, vous sauvez la vie à ma

---

établis à Rémalard dès 1605 (Registre de l'état civil. Archives comm. de Rémalard).

Dans la Recherche de la noblesse de l'élection de Mortagne faite par Bernard de Marle, intendant de la généralité d'Alençon, en 1666, on voit figurer : Charles de Vasconcelles et Jacques de Vasconcelles, demeurant à Rémalard ; et François de Vasconcelles, de Dorceau, maintenus nobles. Dans l'élection de Verneuil, l'intendant de Marle maintint également comme noble Jean de Vasconcelles, sieur de la Noë, demeurant à la Chapelle-Fortin (Canton de la Ferté-Vidame, Eure-et-Loir). — *Annuaire de l'Orne*, 1867, partie historique, p. 70, 78.

Un Vasconcelles figure parmi les signataires du cahier de l'ordre de la noblesse du bailliage du Perche en 1789.

femme et à cinq enfants » Helvétius le relève en l'embrassant, lui parle avec l'intérêt le plus noble et le plus tendre et lui fait accepter une pension de 1,600 livres pour élever ses enfants.

Ce trait de bienfaisance a été mis au théâtre en 1802 par Andrieux de l'Académie française sous ce titre : *Helvétius ou la vengeance d'un sage,* comédie en un acte et en vers.

La chasse était le seul droit dont il se montrât jaloux. Cependant, malgré les lois sévères, cruelles même qui interdisaient la chasse sur les terres féodales, il était entouré de braconniers qui détruisaient le gibier. Il fit faire défense expresse à tout particulier de chasser sur la terre de Voré, mais les gardes qui le connaissaient ne portaient pas fort loin la sévérité. Un jour, un paysan vint chasser jusque sous les fenêtres du château. Helvétius en fut irrité et ordonna que cet homme fût veillé de près et arrêté à la première occasion. Dès le lendemain on lui amène le coupable Helvétius fort en colère, se lève et court au chasseur que deux gardes traînaient dans la cour du château. Après l'avoir regardé un moment : « Mon ami, lui dit-il, vous avez de grands torts envers moi : si vous aviez besoin de gibier, pourquoi ne m'en avoir pas demandé ? Je vous en aurais donné. » Après ce peu de mots, il fit rendre la liberté au paysan et lui fit donner du gibier.

De pareils actes auraient dû arrêter les braconniers, mais il semble qu'ils regardèrent la bonté d'Helvétius comme un encouragement à continuer leurs déprédations,

Mme Helvétius ne put s'empêcher d'en témoigner son indignation à son mari et lui démontra que tant qu'il ne sévirait pas, les braconniers et les maraudeurs continueraient leurs ravages. Helvétius convint que l'avis était sage et promit d'user de rigueur.

Il ordonna à ses gardes de faire payer l'amende à quiconque tirerait sur ses terres et de le désarmer. Peu de jours après, ils arrêtent un paysan qui chassait, lui ôtent son fusil et le conduisent à la prison du seigneur, d'où il ne sortit qu'après avoir payé l'amende. Helvétius informé de cette affaire va trouver le paysan, mais en secret, dans la crainte d'essuyer les reproches de Mme Helvétius. Après avoir fait promettre à ce braconnier qu'il ne parlerait pas de ce qui allait se passer entre eux, il lui paie le prix du fusil et lui rend la somme à laquelle se montaient l'amende et les frais. Mme Helvétius, de son côté, n'était pas tranquille. Elle disait à ses enfants : « Je suis la cause que ce pauvre homme est ruiné : c'est moi qui ai excité votre père à faire punir les braconniers. Elle se fait conduire chez celui qui lui faisait tant de pitié, demande l'amende, les frais. le prix du fusil et paie le tout.

Cette rivalité de bienfaisance secrète a fourni le sujet d'une autre pièce de théâtre: *Helvétius à Voré*, comédie en prose, par M. Ladoucette, représentée pour la première fois à Paris en 1798. « Sur le lieu même de « la scène, à Voré, dit un biographe (1). un « petit fils et une petite fille d'Helvétius, « avec les descendants des divers personna- « ges, ont retracé la belle action de leurs

(1) L'éditeur des œuvres d'Helvétius,

aïeux, en présence de tous les habitants : ceux-ci retrouvaient les faits dans toute leur exactitude, et ils se croyaient revenus au temps où ils possédaient de si dignes époux. »

Ces faits très-réels tiennent véritablement du roman et les pastorales de Florian et de Berquin semblent bien pâles à côté de celles dont étaient témoins et acteurs les heureux habitants de Rémalard.

L'arrivée d'Helvétius à la campagne offrait elle même un spectacle touchant que plus d'une fois ses amis contemplèrent avec délices. Femmes, vieillards, enfants, venaient l'entourer, l'embrasser, poussaient des cris et versaient des larmes de joie. A son départ, son carosse était suivi longtemps par la foule de ses vasseaux et de ses voisins. Toute demande faite au seigneur de Voré était sûre d'être accueillie avec bonté. Un officier du voisinage avait-il pendant la guerre une troupe à rétablir ou un équipage à faire, il s'adressait à Helvétius qui souvent prévenait la demande. Les familles de condition qui avaient des enfants à élever, un bien en désordre, pouvaient toujours compter sur sa bourse. Parmi les gentilshommes du pays qu'il a ainsi obligés nous ne nommerons que MM. de l'Etang, qui n'ont jamais voulu taire les bienfaits qu'ils avaient reçus d'Helvétius.

Si ses fermiers essuyaient quelque perte, si l'année était mauvaise, il leur faisait d'abord des remises et souvent leur avançait de l'argent. Il avait fixé dans ses terres un chirurgien habile et y avait établi une pharmacia bien fournie de tout, dont les remèdes

étaient distribués à tous ceux qui en avaient
besoin. Dès qu'un paysan tombait malade, il
recevait de la viande, du vin et tout ce qui
convenait à son état. Il allait souvent le voir
lui même, avait soin qu'il fût bien soigné et
quelquefois le pansait de ses propres mains.
Souvent il invitait à sa table des paysans,
des vieillards, des femmes décrépites qui
avaient toute la grossièreté de leur condition, mais qui étaient connus comme des
gens de bien.

Les foires et marchés de Rémalard avaient
à cette époque une certaine importance.
Quatre foires existaient de fait : celles du
mardi de Pâques et du mardi de la Pentecôte, de la Saint-Julien et de la Saint-Mi-
chel. Les trois premières sont mentionnées
dans les aveux rendus au roi par les sei-
gneurs de Rémalard en 1469 1527, 1648 et
1707. Celle de la Saint Michel est également
mentionnée dans un acte du 27 août 1736
par lequel le marquis de Ruants céda à Louis
Fagon ses droits sur la foire qui se tenait à
Rémalard le 29 septembre, dans un pré situé au bout du pont, et l'autorisa à tenir
cette foire dans l'intérieur même du bourg.
En 1757, Helvétius préoccupé des avan-
tages que les foires procuraient au commerce demanda une autorisation régulière
pour l'ouverture de ces foires.

Une enquête fut faite à ce sujet par le
lieutenant général du bailliage de Mortagne,
dans laquelle les gens des trois états furent
entendus et déclarèrent qu'ils étaient d'avis
que les trois premières foires fussent remises au jeudi suivant, jour de marché, aucune foire ne devant avoir lieu les jours de
fête. L'intendant de la généralité d'Alen-

çon, Lallemand de Levignen, frère de l'évêque de Sées, parut d'abord partager les mêmes scrupules. Mais comme le ministre, M. de Saint Florentin paraissait disposé à passer outre, il finit par émettre un avis favorable. M. Lebègue, secrétaire du roi lui fit observer que ces jours de fête étaient précisément les plus commodes pour les gens de travail. « Les règlements, dit-il enjoignent de remettre au jour suivant les foires ou marchés qui tombent un jour de fête annuelle ; mais je n'en connois pas qui forment un empêchement pour la tenue des foires les festes ordinaires. On vous a allégué l'usage de la province, et cependant il paroist que depuis longtemps on les tient les festes de Pasques et Pentecôte. Si M. Helvétius est obligé de les remettre au jour du marché suivant, n'est-ce pas le priver, par l'effet (si) des deux foires dont il jouissoit ? Il n'y aura personne. »

A cette occasion, Helvétius écrivit deux lettres adressées probablement toutes deux à l'intendant. Il m'parait intéressant de reproduire ces deux pièces, avec leur orthographe fantastique : toutes deux sont de la main d'Helvétius.

Monseigneur,

J'ai l'honneur de vous écrire pour vous prier de m'être favorable dans une affaire qui m'interresse beaucoup. J'ay fait faire le papier terrier de ma terre de Voré. Je suis pret à présenter l'aveu et le dénombrement au Roy. J'ay employé dans cet aveu les foires et marchés qui se tiennent de tems immémorials à Regmallard et qui ont toujours été mis dans les aveux de mes prédécesseurs. On a exigé que je représentat les lettres d'établissement des dittes foires et marchés. je les ai fait chercher dans mes titres sans pouvoir les retrouver. Apparament que monsieur Fagon les aurat égaré, car il est certain qu'on les y a vu. Je voulois faire chercher dans les archives du Louvre et dans celles du secrétaire d'Etat chargé de cette partie. Mais l'on m'a dit que ces recherches me conteroient beaucoup et seroient peulestre longues et que j'aurois plutost fait de demander de nouvelles lettres. En conséquence, je me suis déterminé à présenter au Conseil un mémoire et une requeste afin d'obtenir ces nouvelles lettres. On doit vous les renvoyer du bureau de la chanchellerie pour donner votre avis, j'espère que vous me serez favorable dans cette affaire, vu que les dittes foires et marchés ont toujons été exactement tennes tous les ans, les jours indiqués dans la requête sans aucune opposition.

J'ay déjà tant reçu tant de marques de bontés de vostre part que je ne doute pas que je ne vous aye encor bientost une nouvelle obligation. Je vous prieray de vouloir bien à cette grace en ajouter une autre ; c'est de faire expédier promptement cette affaire pour me mettre en état de rendre mon aveu.

Vous voulez bien que je vous assure d'avance de ma reconnoissance et que je vous suplie de vouloir bien toujours me continuer les mesmes bontés dont vous m'avez toujours honorez.

Je suis avec le plus profond respect,
Monseigneur,

Votre très-humble et très-obéissant
serviteur,

A Paris, ce 1 mars 1758.

HELVÉTIUS.

Monsieur,

Vous m'avez fait espérer que vous voudriez bien donner votre avis au Conseil au sujet des foires et marchés établis a Regmallard. Je connais trop vos bontés pour moy pour douter que votre avis ne me soit pas favorable, d'autant que je ne demande que ce dont je suis en possession, et uniquement pour éviter l'embarras des recherches de titre. Ozeroisje vous prier monsieur, de vouloir bien vous ressouvenir de cette affaire et de donner votre avis le plus promptement que vous pourray. Permettez moy de vous remercier d'avance du service que vous voulez bien me rendre dans cette affaire. Vos bontés passées me sont garant de vos bontés avenir.

Je suis avec le plus profond respect,
mons eur,

Votre très-humble et très-obéissant
serviteur,

Ce 12 avril 1758.

HELVÉTIUS. (1)

Au mois de décembre 1758, c'est-à-dire au moment même où la guerre suscitée à Helvétius par la publication du livre de l'*Esprit* était la plus acharnée, le roi lui ac-

_____

(1) (Archives départementales de l'Orne, série C, 88.)

corda des lettres patentes portant établissement de quatre foires et d'un marché le jeudi, enregistrées par la Chambre des comptes de Rouen, le 11 février 1762. En conséquence, Helvétius fit dresser par Jean-Gabriel Guéroust des Chabottières, vicomte de Rémalard, la pancarte des droits qu'on avait coutume de percevoir audits marchés et foires, avec les pancartes des droits de marque, péages, étalages et travers perçus aux foires et marchés des bourgs de Longni et de Nogent-le-Béthune (Nogent-le-Rotrou). La publication et l'impression de cette pancarte ne fut autorisée par la Cour des comptes, aides et finances de Normandie que par arrêt du 18 janvier 1769. Ce tarif ne mentionne aucun droit sur les bestiaux vendus aux foires. Le seigneur de Rémalard avait seulement le droit de prendre une langue de bœuf par chaque bœuf tué par les bouchers. Helvétius, de son propre mouvement, renonça à percevoir ce droit qu'il regardait comme onéreux et exorbitant.

Il existait à cette époque, à Rémalard, des halles avec vingt-cinq bancs ou étaux pour la commodité des marchands. Ces halles furent encore affermées le 10 prairial an x par Antoine-Henri d'Andlau, propriétaire de Voré, au maire de Rémalard pour la somme de 300 livres.

Le tarif des droits de halle et marché qu'Helvétius avait fait dresser et qui continua à être en vigueur jusqu'à la Révolution constitue un document qui n'est pas sans intérêt, au point de vue de l'histoire locale.

3

Pancarte de la châtellenie de Rémalard

DROITS QUI SE PERÇOIVENT PAR USAGE AU
BOURG DE RÉMALARD.

—

Mesurages.

Pour chaque muid de bled, méteil, orge
et avoine, un sol, cy............... **1ˢ**
par chaque minot de pois, vesces, che-
nevis et tous grains ronds............ **2ˢ**

Coutumes.

Pour chaque cochon de lait vendu en foire
ou marché, deux sols, cy............ **2ˢ**

Par chaque paquet de chanvre, une coul-
lure ou une poignée.

Pour chaque particulier vendant des fro-
mages, un fromage par an.

Pour chaque particulier vendant des
œufs, une douzaine d'œufs par an.

Pour chaque panier de fruits de toute
nature, une poignée de fruits.

Etalages.

Par chaque marchand qui étale sur la
place, 2 liards les jours de marchés et 1 sol
les jours de foires. Les étaux des halles se
louent à proportion des places que veullent
occuper les marchands et suivant les conditions qu'ils font avec le fermier soit à l'année, soit par jour de foire ou marché.

Droits de marque.

Par chaque plumée apportée au marché,
tant par les acheteurs que par les vendeurs,
deux sols par an, cy................ **2ˢ**

Droits de marque et mesure, marquage et mesurage pour tous breuvages et grains qui se vendent dans l'étendue de la ditte châtellenie, droits de poids de sel, laine, cire et autres marchandises qui se vendent au dit marché de Rémalard.

Droits de percevoir sur les bouchers de la paroisse de Rémalard, les langues de chaque bœuf qu'ils tuent.

Coutumes des bourgs et villes voisines

Pour chaque bœuf, vache, porc et brebis vendus au marché, 3 deniers, cy.... ».3ᵈ

Par chaque cheval, neuf deniers, cy.................................... ».9ᵈ

Par chaque chèvre vendue au marché, 1 sol, hors le marché 2ˢ 8ᵈ

Par chaque paquet de laine, deux deniers pour livre payable par le vendeur, cy.................... ».2ᵈ

Pour étalage de chaque charrette de cercle, 1 sol, cy................ 1ˢ.»

Pour chaque paquet de fil, 6 deniers païables par le vendeur, outre le droit de marque et de plumée, cy... » 6ᵈ

Le double de ce que dessus se paie les jours de foire, excepté que pour les chevaux, bœufs, vaches, taureaux, génisses et porcs, il est païé deux sols pour chacun les jours de foires, cy.. 2ˢ.»

Etalages.

Chaque personne vendant par poches, bissacs, hottée ou petits paniers, 4 deniers par marché, cy......... ».4ᵈ

Chaque personne vendant du

beurre, 3 deniers chaque jour de marché, cy .... ».3ᵈ

Chaque hotte doit à Pâques une douzaine d'œufs.

Marques et étabots

Le droit de marque de chaque boisseau et demy-boisseau et étabots d'yceux........................ 5ˢ.»

Le droit de marque de chaque plumée, 1ˢ, cy.................... 1ˢ.»

pour la marque et étabot de chaque pinte, 3ˢ, cy.................... 3ˢ.»

pour le droit de visite de chaque cabaretier, 1ˢ, cy.................... 1ˢ »

pour droit de visite des boisseaux de chaque moulin, 5ˢ, cy............ 5ˢ.»

pour chaque poids à peser, 3ˢ, cy... 3ˢ.»

Chaque boucher doit par an, le Samedi de Pâques, 8ˢ, cy.......... 8ˢ.»

Je soussigné Claude Helvétius, chevalier, seigneur châtellain de Rémalard, certifie avoir fait dresser la présente pancarte sur les actes de notoriétés cy-joints et tendant à percevoir les droits cy-énoncés les jours de foires et marchés au bourg du dit Rémalard en conformité des lettres patentes que j'ay obtenues en la Chancellerie, portant établissement des dittes foires et marchés au bourg du dit Rémalard, avec le privilège de jouir et percevoir les droits qui se lèvent dans les marchés et foires des villes les plus voisines, les dittes lettres en datte du mois de décembre 1758 et registrée en la Chambre des comptes de Rouen, le 12 février 1762, à la charge par moi de déposer au greffe de la

Cour une expédition des pancartes des dits droits avant d'en faire la perception.

Fait et arrêté le 23 décembre 1768.

HELVETIUS.

IV.

Helvétius industriel.

Combattre efficacement la misère non pas seulement par des secours distribués abondamment aux malheureux, mais en leur fournissant les moyens de pourvoir eux-mêmes à leurs besoins par le travail, tel était surtout le but où tendaient les vues bienfaisantes d'Helvétius. Il contribua puissamment à favoriser le développement de l'agriculture sur ses terres. Mais impuissant à changer les conditions, inhérentes au régime féodal, qui rendaient difficile à la plupart des petits cultivateurs la réalisation des améliorations indiquées par la théorie, il essaya de procurer aux habitants de Rémalard des travaux plus rémunérateurs en implantant parmi eux quelque branche d'industrie nouvelle. Pour les femmes, il essaya, aidé par Mme Helvétius, d'établir à Rémalard une fabrique de dentelles de point d'Alençon, industrie qui à cette époque était dans tout son éclat. Mal servi par les agents qui surveillaient cette fabrique, il fut obligé de renoncer à ce projet. Mais il réussit à fonder une manufacture de bas au métier qui donna de bons résultats et continua de prospérer.

Il nous reste à parler d'une autre entreprise beaucoup plus considérable.

On sait que le minerai de fer abonde dans plusieurs parties du département de l'Orne, notamment dans les cantons de Rémalard, Longni, Tourouvre et Laigle et que, depuis la plus haute antiquité, la fabrication du fer formait une des branches principales de l'industrie du pays. En 1764 on portait à huit le nombre des grosses forges et hauts fourneaux en activité à Longni, St-Victor-de-Réno, Randonnai, la Madelaine-Bouvet et Aubes, sans compter les fonderies en fer, martinets, clouteries et tréfileries dont le centre est aujourd'hui à Laigle. Quand aux grosses forges qui jadis étaient une des richesses du département de l'Orne, on sait que malheureusement elles ont été presque anéanties par la concurrence des produits étrangers. Toutes ces forges étaient alimentées par les vastes forêts du Perche qui fournissaient en abondance un combustible bien supérieur à la houille, mais non pas inépuisable, comme on semblait le croire.

Helvétius qui possédait près de 3,000 arpents de bois dans ses terres de Voré et du Feillet, résolut de faire exploiter le minerai qu'on rencontre en certaine quantité aux environs, et d'établir une forge de fer. A cet effet il adressa au conseil une requête pour obtenir l'autorisation nécessaire. Cette requête renvoyée à l'intendant de la géné-

ralité d'Alençon, le 15 février 1764, était
appuyée sur les considérations suivantes :

« Primo, que le débit et la consommation
de ses bois lui seront plus avantageux, plus
sûrs et plus faciles ;

« Secundo, que cet établissement aiderait
à consommer une partie des bois des forêts
de Bellême, du Perche et de Réno ; ce qui
procurerait une augmentation des droits qui
se perçoivent pour la marque du fer.

« Tertio, enfin, qu'il est de l'intérêt public
et de l'état de multiplier des établissements
aussi utiles. »

Dès le 3 mars 1764, M. le Riche de Chevigné, seigneur de la Ventrouse, propriétaire
de la grosse forge de la Frette et du fourneau
de la Motte-Rouge, écrivit à l'intendant pour
le prier de ne pas favoriser une entreprise
qui lui causerait le plus grand préjudice,
par la proximité où serait cette forge de la
sienne qui n'était qu'à deux lieues et lui ôte-
rait l'usage des mines de fer qu'il avait dé-
couvertes avec de grands frais. « Il serait
fort triste, dit-il et bien injuste, que ma
forge, après près de quatre cents ans tombât
par le nouvel établissement que prétend,
contre toute justice, faire M Helvétius. » Au
reste, M. de Chevigné annonçait qu'il allait
se concerter avec tous les voisins pour faire
échouer ce projet. Dans une autre lettre, en
date du 27 mars 1764, M. de Chevigné reve-
nant à la charge s'exprime ainsi :

« J'ay trop de preuves de vostre équité et
de vostre amour pour le bien public pour ne
pas espérer que vostre avis ne sera pas contraire à toute une province et à tant d'hon-

nêtes gens, que la philosophie et le mépris
des richesses dont M. Helvétius avait fait
parade jusqu'à ce jour semblaient mettre en
sûreté sur toute affaire d'intérest personnel. »

Rien d'étonnant à ce que le projet d'Helvétius ait soulevé une vive opposition de la
part des maîtres de forges du voisinage qui
redoutaient une concurrence sérieuse. Pourquoi d'ailleurs l'auteur du livre de l'*Esprit*
s'avisait-il de se mettre à la tête d'une entreprise industrielle? Les théories philosophiques, comme le dit ironiquement M. de
Chevigné, ne suffisaient-elles plus à occuper
l'activité d'Helvétius ?

Mais ce qui paraît plus digne d'attention,
c'est l'ardeur avec laquelle les villes de Mortagne, de Bellême s'opposèrent à la réalisation de ce projet. La délibération prise à cette
occasion par les membres du bureau de
l'hôtel-de-ville de Mortagne renferme des
renseignements qu'il est bon de recueillir.

Le 20 mars 1764, une assemblée extraor-
dinaire, convoquée par billets, eut lieu à
l'hôtel-de-ville de Mortagne. Etaient présents : M. Michel Hurel, procureur du roi
en la maîtrise des eaux et forêts et maire de
la ville, Charles-Damien Chambay, conseil-
ler-médecin du roi, président au grenier à
sel, premier échevin, Nicolas-Louis Lemoult,
sieur des Malets, second échevin, et tous les
autres conseillers de ville. Hugues-François
de l'Estang, sieur de Montfroger, substitut
du procureur général au grenier à sel de
Rémalard, (1) nommé par arrêt du conseil

_____

(1) De 1735 à 1764, A. F. de l'Etang remplit les
fonctions de juge civil et criminel de la haute-jus-
tice de la Frette et Planches.

d'État du 25 septembre 1758 pour faire les
fonctions de procureur du roi en l'hôtel-de-
ville de Mortagne, prit la parole pour exposer
les raisons, qui devaient engager les habitants de cette ville et tous ceux de la région
à s'opposer au projet d'Helvétius, comme
nuisible aux intérêts du public et particulièrement de la classe pauvre.

Voici un extrait du curieux réquisitoire
qui fut prononcé dans cette séance par le
procureur du roi :

« Si ce nouvel établissement avait lieu,
dit-il, il serait à charge non-seulement aux
habitants et citoyens des villes de Mortagne,
Bellesme et Nogent, mais encore à tous les
bourgs de Mauves, la Perrière, Longny, la
Loupe, Regmalard et enfin à toute la province du Perche, par la cherté des bois et la
rareté qui s'en suivrait infailliblement. En
effet, sous la petite étendue de la seule maîtrise de Mortagne, le procureur du Roy
compte au nombre de huit grosses forges et
fourneaux, de Longny, du Moulin-Renault,
appartenant à M. de la Galaisière, intendant de la Lorraine, de la Frette et de la
Motte-Rouge, appartenant à M. le Riche de
Chevigné, conseiller au Parlement et de
grande chambre, de Gaillon et de Randonnai, appartenant au sieur Ollery, d'Orainville, et du fourneau de la Fonte appartenant au sieur Marquis de Riantz. Indépen-
damment de ces huits grosses forges et
fourneaux, il se trouve encore dans la même
étendue plus de quinze fonderies en fer,
martinets, clouteries, tréfileries, briquete-
ries et tuileries qui sont aggravants et sont

à charge aux bourgeois et marchands, aux
pauvres, en particulier, et en général à toute
la province du Perche et à cette ville, où une
simple corde de bois se paye actuellement
15 à 16 livres.

« La misère générale du peuple, par le
défaut de commerce, par la continuation des
impôts et enfin par la rareté des espèces,
fait gémir et en réduit beaucoup à des ma-
ladies dangereuses, faute de moyens et d'ai-
sances pour se procurer leur nourriture,
leur chauffage et satisfaire aux autres besoins de la vie.

« Si la construction de cette forge demandée
par M. Helvétius avoit lieu, ce seroit de sa
part mettre le comble à la pauvreté de la
province, à l'impossibilité de pouvoir trouver de l'argent pour achepter le bois de
chauffage qui n'est déjà que trop cher, qui
augmenteroit encore de prix et dont enfin
l'espèce devient des plus rares depuis
plusieurs années, par l'abattis de presque
toutes les futayes qui y étoient dont il n'en
existe presque plus.

« Il est vray que M. Helvétius a exposé à
Sa Majesté, pour en obtenir la permission,
qu'il est propriétaire de 3,000 arpens ; mais
primo, ce bois n'est point de futaye ni de
recepage ; c'est du taillis dont grand nombre n'est que des brières de très-peu de valeur : il y a même dans les bois de Saint-
Laurent, dépendant de Feillet grand nombre
d'arpens où on ne pourroit pas trouver de
quoy faire une demie corde de bois à charbon, et dans ceux de Feillet également. Ce
fait n'est point jeté au hasard, puisque luy,
procureur du Roy en a fait pendant plusieurs

années l'assiette et le récolement de 105 arpens par an, lorsqu'il étoit bailly de Féillet
et que M. Clément, conseiller au Parlement
en étoit propriétaire, et que M. Helvétius
luy-même, longtemps après son acquisition
de Voré, y a fait semer de toutes sortes de
graines de bois et plants, dans des mauvaises
brières incultes qu'il a fait fossoyer, et par
là, il a augmenté de beaucoup le nombre de
ces arpens de bois, qui cependant ne peut
pas monter à 3,000 arpens. Mais sous prétexte de ses 3.000 arpens dont il demande
une consommation sûre, utile et avanta-
geuse pour luy, par la construction d'une
grosse forge, il ruinera la province, augmen-
tera le prix des bois de chauffage qui est
déjà si excessif, qu'on a peine à y atteindre. »

Cette délibération fut communiquée par
le procureur du roi en l'hôtel-de-ville de
Mortagne aux villes de Bellême et de Nogent-le-Rotrou qui furent invitées à s'asso-
cier à Mortagne pour s'opposer au projet
d'Helvétius. Bellême paraît avoir adhéré à
cette proposition ; mais les maire et éche-
vins de Nogent-le-Rotrou refusèrent formel-
lement d'entrer dans cette association qui
leur paraissait illégale. En écrivant à l'intendant de la généralité d'Alençon pour réclamer son avis à ce sujet, le maire de Nogent-le-Rotrou ajoute : « Comme on parle
beaucoup du projet de monsieur Helvétius
d'acquérir les terres de Bertoncelles et de la
Galaizière, dont il ne manqueroit pas de
consommer tous les bois, dont la quantité
est considérable, tant à l'entretien de cette
nouvelle forge qu'à celui du fourneau du

Moulin-Regnault, établi depuis longtemps à Bertoncelles, mesme tous les bois taillis de Villeray, appartenant à monsieur le marquis de Riantz, il en résulteroit un très-notable préjudice à nostre canton et particulièrement à nostre manufacture, pour laquelle il faut beaucoup de bois, tant pour les dégraisseurs que pour les teinturiers. » (28 mars 1764.)

L'intervention du marquis de la Galaisière, seigneur de Bretoncelles et de Coulonges-les-Sablons, propriétaire du haut-fourneau du Moulin-Renault (commune de la Madeleine-Bouvet), intendant de Lorraine, acheva la ruine du projet d'Helvétius. A l'instigation de ce haut personnage, grandement intéressé dans la question, puisque le Moulin-Renault était alors affermé 11,500 livres, tous les maîtres de forge de la région, à l'exception d'Ollery d'Orainville, propriétaire de la forge de Randonnai, lié particulièrement avec Helvétius et du maître de la forge de Longni, formèrent une coalition contre lui et paraissent s'être assemblés chez le lieutenant général de Mortagne pour agir de concert. C'est ce qui résulte de deux lettres du marquis de la Galaisière, en date du 2 avril et du 21 mai 1764. Dans un mémoire adressé à l'intendant d'Alençon, le marquis de la Galaisière affirme que son fourneau du Moulin-Renault est le plus ancien de la province; que les mines des environs commencent à s'épuiser, par conséquent que celles qui peuvent se trouver sur les terres d'Helvétius lui seraient du plus grand secours et qu'il est en droit de les faire exploiter, aux termes de l'ordonnance de 1680,

comme voisines de son fourneau, en payant
à Helvétius une indemnité déterminée par
la même ordonnance. Quant aux 150 arpens
de bois qu'Helvétius avait en coupe tous les
ans, ils étaient de tout temps consommés,
« tant par les forges voisines que par les
ouvriers qui employent les fers de la seconde main et par ceux qui font la fabrique
et la teinture des étamines. » Un autre
maître de forge, dans un mémoire intitulé :
Observations sur les inconvénients du nouvel établissement d'une forge dans les terres
de M. Helvétius, évalue à plus de 20,000
sacs de charbon la consommation que pourrait faire ce nouveau fourneau. L'auteur en conclut qu'au bout de quelques années il s'en suivrait une disette absolue de
bois, précédée d'une augmentation de prix
considérable. « Quant aux bois appartenant
à M. Helvétius, ajoute-t-il, la consommation
en est assurée autant qu'il ne voudra pas
les vendre au-dessus de leur valeur. »

Le 24 juin 1764, l'intendant de la généralité d'Alençon fit connaître son avis à l'intendant des finances. Il concluait au rejet
de la demande formée par Helvétius. Ce
projet qui avait excité tant d'alarmes n'eut
par conséquent pas de suites. Quant à l'industrie métallurgique elle-même, elle était
condamnée à succomber, précisément par les
mêmes motifs qui furent invoqués par les
maîtres de forge. Il est évident que le charbon de bois ne devait pas tarder à manquer
ou à atteindre un prix trop élevé pour que
l'industrie locale pût continuer à lutter contre la concurrence étrangère. Le système de
protection absolue en empêchant les indus-

triels d'ouvrir les yeux sur les progrès ac-
complis autour d'eux et sur la nécessité
d'introduire dans leur fabrication des per-
fectionnements nouveaux, ne pouvait que
rendre la ruine de cette industrie plus complète. La guerre déclarée à la France par
les principales puissances de l'Europe en
1792 rendit pendant quelques années à nos
forges de fer la plus grande activité. Mais
cette accélération dans la production, ame-
née par les circonstances exceptionnelles
que traversait la France, devait être suivie
d'un ralentissement proportionnel. Le traité
conclu avec l'Angleterre par la Restauration
amena la ruine de plusieurs des chefs de
cette grande industrie qui, pendant la Révolution, avait accompli un effort héroïque
pour le salut de la patrie.

V

Dernières années, mort et descendance d'Helvétius.

Après avoir passé sept à huit mois dans
ses terres, dit le chevalier de Chastellux,
Helvétius ramenait sa famille à Paris et y
vivait dans une assez grande retraite avec
quelques amis. » Il donnait un jour de la
semaine aux simples connaissances. Ce jour-
là, son hôtel de la rue Sainte-Anne était le

rendez-vous de la plupart des hommes distingués que renfermait la capitale. Le bal qu'il donna en février 1755 est resté célèbre. Il fut ouvert par Fontenelle, âgé de cent ans, avec la fille cadette d'Helvétius, âgée d'un an, qui devint plus tard Mme d'Andlau (1).

Ses relations autant que ses travaux littéraires semblaient devoir lui ouvrir d'emblée les portes de l'Académie française (2). Il n'en fut rien. Mme du Deffrand dont le salon était le rival du sien paraît lui avoir été hostile. Il eut aussi contre lui Buffon, le président de Brosses, Marmontel, la Harpe, Grimm et Jean-Jacques Rousseau, sans compter la masse des littérateurs que le retentissement du livre de l'*Esprit* avait effrayés.

Au mois de mars 1764, il partit pour Londres où l'attendait l'accueil le plus flatteur. Il fallait alors aller en Angleterre pour avoir une idée de ce que pouvait être un gouvernement fondé sur la liberté. Il en rapporta des observations importantes qu'il consigna dans une lettre à l'abbé de la Roche sur la Constitution d'Angleterre, publiée dans ses œuvres complètes, avec une autre lettre sur l'instruction du peuple.

L'année suivante, cédant aux instances du grand Frédéric et de plusieurs princes allemands, il se rendit à Berlin. Le roi de Prusse voulut qu'il fût logé dans son palais et ne permit pas qu'il eût une autre table que la sienne. Il fut accueilli avec la même

(1) FOURNIER, histoire de la Butte des Moulins, 1877.
(2) HOUSSAYE (Arsène), *Histoire du 41e fauteuil,* p 223.

considération dans plusieurs cours d'Allemagne, notamment à Gotha.

Les dernières années d'Helvétius furent attristées par le spectacle des malheurs publics. Pendant que les finances, la liberté des citoyens, la dignité des magistrats étaient livrées aux caprices d'une courtisane, la famine ravageait les provinces et la capitale elle-même. Durant ces années de calamité il prolongea son séjour à Voré, pour être plus à même de soulager ses vassaux.

Au commencement de l'année 1771, on remarqua un grand changement dans ses habitudes et dans son humeur. Il perdit le goût de la chasse auquel il aimait à se livrer tous les jours, après avoir employé la matinée à méditer et à écrire. En même temps, son caractère prit une teinte de profonde mélancolie. Revenu à Paris au commencement de l'hiver de 1771, il eut une attaque de goutte qui s'étant portée à la tête et à la poitrine, détermina une crise fatale. Il mourut le 26 décembre 1771, à l'âge de cinquante-quatre ans. Conséquent avec les principes qu'il avait exposés dans ses ouvrages, il refusa de recevoir la visite d'aucun ministre d'une religion qu'il regardait comme une pure idolâtrie. A ses derniers moments, à cette heure solennelle où l'homme n'ayant plus rien à attendre de ses semblables peut livrer sa pensée tout entière, il protesta contre la violence morale qui lui avait arraché une rétractation écrite, en opposition avec les opinions qu'il avait professées publiquement toute sa vie. Qu'on loue ou qu'on blâme ces opinions, on doit reconnaître qu'elles étaient sincères ; sa mort est une preuve de l'empire qu'elles exerçaient sur son âme et de la fermeté de son caractère.

Par son testament il avait légué tous ses manuscrits à l'abbé Lefebvre de La Roche. En 1772, le prince Galitzin, ambassadeur de Russie en France, publia en Hollande une édition du traité *De l'homme, de ses facultés intellectuelles et de son éducation*, qui n'eut pas moins de retentissement que le livre de l'*Esprit*. Une première édition des œuvres d'Helvétius parut en 1792 (5 vol. in-8°), accompagnée d'un essai sur sa vie et ses ouvrages, par Saint-Lambert (14 vol. in-18). Une seconde, beaucoup plus complète, fut donnée en 1796, par l'abbé de La Roche.

Restée fidèle à la mémoire et aux idées de son mari, Mme Helvétius s'était empressée de faire remettre à la Loge des *Neuf-Sœurs* à laquelle il appartenait, les insignes maçonniques qu'il avait reçus dans cette loge. Lors de son retour triomphal à Paris, en 1778, Voltaire qui, dès sa jeunesse, avait été initié à la franc-maçonnerie en Angleterre, d'après l'ancien rit templier, demanda a être reçu maçon d'après le rit français, réformé en 1772 par le nouveau grand-maître, Louis-Philippe-Joseph d'Orléans, duc de Chartres. Admis par acclamation à la Loge des *Neuf-Sœurs* (1), le 7 avril 1778, on lui offrit le tablier d'Helvétius et, avant de le ceindre, il

---

(1) A la même Loge ont appartenu la plupart des personnages célèbres de la fin du XVIIIᵉ siècle, Jean-Jacques Rousseau, Mirabeau. etc. Parmi nos compatriotes, nous pouvons citer Goupil de Préfeln, député aux Etats-Généraux en 1789. et au conseil des Anciens en 1795.

le baisa avec respect, en mémoire du frère dont les travaux ont honoré la franc-maçonnerie française (1).

Pour qu'un hommage public pût être rendu à Helvétius il fallut le triomphe des idées pour lesquelles il avait combattu. En 1792, le Conseil général de la commune de Paris décida que la rue Sainte-Anne, qu'il habitait, porterait le nom de rue Helvétius. Cette décision fut provoquée par une pétition de Ph. A. Gouvelle, ainsi motivée :

« Le livre de l'*Esprit* a le premier posé le principe de la véritable vertu ; elle consiste, suivant lui, à modeler ses actions et sa vie entière sur l'intelligence de l'ordre social, sur l'amour des hommes, sur l'amour de la patrie, sur le besoin de l'intérêt commun. Il la définit le sacrifice que fait l'individu au bien du plus grand nombre ; c'est la vertu civique et universelle ; elle émane des notions primitives de la nature et de la société ; d'elle seule découlent toutes les autres ; c'est la vertu des philosophes et des républicains.

« Dois-je ajouter que cet honneur rendu au nom d'Helvétius, portera la consolation et le bonheur dans l'âme d'une personne bien intéressante, de sa compagne qui, dans un âge avancé, dans l'âge du repos, a embrassé avec transport la liberté française, malgré les tempêtes qui l'accompagnent, qui voit sans regret sa retraite souvent troublée par les alarmes publiques, dans la seule pensée des biens que les générations futures doivent retirer de nos maux présents. »

_____

(1) SAINT-ALBIN (A. de) les *Francs-Maçons*, p. 217, n.

Le nom de *rue Helvétius* resta à la rue
Sainte-Anne jusqu'en 1814. A cette époque,
Mme de Genlis étant venue y demeurer, demanda et obtint le rétablissement de l'ancien nom, qui convenait apparemment
mieux à sa dévotion de fraîche date. Elle
croyait ainsi faire oublier qu'elle-même,
avant la Révolution, avait été proclamée la
Mère de l'Eglise par le duc de Chartres,
grand-maître des maçons du rit français, et
que c'est à elle, comme « à la femme qu'il
estimait le plus », que le duc avait remis sa
paire de gants, lors de son initiation (1).

Madame Helvétius avait l'âme trop éle-
vée pour donner le spectacle d'une pareille
palinodie. Retirée à Auteuil, avec environ
20,000 livres de rentes, elle se plaît à y recevoir les philosophes et les plus nobles esprits de son temps : l'abbé de Condillac, le
baron d'Holbach, Turgot, Franklin, Jeffer-
son, l'abbé Morellet, Condorcet, plus tard,
Cabanis, Volney et Destutt de Tracy, derniers survivants de cette forte génération du
XVIIIᵉ siècle, que l'école romantique n'a pas
réussi à remplacer.

Belle, spirituelle et bienveillante, parée
de toutes les grâces et de toutes les séduc-
tions qui expliquent l'influence exercée par
quelques femmes supérieures, au XVIIIᵉ
siècle, Mme Helvétius, s'il faut en croire
certains chroniqueurs, aurait eu comme
Ninon le privilége de ne pas vieillir. A
soixante ans, elle aurait failli faire tourner
la tête à deux sages, à Turgot et à Franklin,

---

(1) Mémoires de Mme Genlis, t. V. — FOURNIER.
Histoire de la Butte des Moulins.

qui se seraient disputé la folie de l'épouser (1).

Sainte-Beuve (2) cite la lettre charmante
que Franklin écrivit de Passi à Mme Helvétius, après avoir passé la journée chez elle à
Auteuil, à lui conter qu'il voulait l'épouser
et qu'elle était bien dupe de vouloir être
fidèle à feu son mari, le philosophe Helvétius. Franklin suppose qu'il a été transporté
en songe aux Champs-Elysées ; il y a trouvé
Hevétius en personne qui s'y est remarié et
qui paraît très-étonné que son ancienne
compagne prétende lui rester fidèle sur la
terre. Pendant qu'il cause agréablement
avec Helvétius, survient la nouvelle Mme
Helvétius apportant le café qu'elle vient de
préparer : « A l'instant, continue l'enjoué
vieillard, je l'ai reconnue pour Mme Franklin, mon ancienne amie américaine. Je l'ai
réclamée ; mais elle me disait froidement :
J'ai été votre bonne femme pendant qua-
rante-neuf années et quatre mois, presque
un demi-siècle ; soyez content de cela. J'ai
formé ici une nouvelle connexion qui durera
à l'éternité. — Mécontent de ce refus de
mon Eurydice, j'ai pris tout de suite la résolution de quitter ces ombres ingrates, et de
revenir en ce bon monde revoir le soleil et
vous. Me voici : Vengeons-nous. »

Mme Helvétius mourut au milieu de ses
amis, le 20 août 1800, à l'âge de quatre-
vingt-un ans. Elle donna par son testament
la jouissance de sa maison d'Auteuil à Cabanis.

---

(1) Houssaye (A.), *Histoire du 41e fauteuil*, p. 257.
(2) *Causeries du lundi*, T. VII, p. 108.

Helvétius avait laissé deux filles qui se partagèrent sa fortune, évaluée à 4 millions en propriétés. L'ainée, Elisabeth-Charlotte Helvétius, avait été mariée à Alexandre-François de Mun ; elle eut en partage l'hôtel de la rue Sainte-Anne. La cadette, Geneviève-Adelaïde Helvétius, épousa Antoine-Henri d'Andlau, comte du Saint-Empire. Cette dernière, dont les intérêts comme fille cadette avaient été lésés dans le partage tel que l'entendaient M. et Mme de Mun, fut obligée de recourir aux tribunaux pour réclamer la part légitime qui lui revenait. Un jugement rendu au Châtelet, le 20 août 1784, lui donna gain de cause, après une éloquente plaidoirie et deux répliques d'un avocat de Bordeaux qui devait bientôt devenir une des illustrations du barreau français, Deseze, le courageux défenseur du roi en 1793. C'est à Mme d'Andlau qu'échut Voré et ses dépendances. C'est là qu'elle mourut en 1817. Une de ses petites filles a épousé, il y a quelques années le comte Albert de Mun, capitaine de cuirassiers, son cousin.

Le 20 novembre 1792, Elisabeth-Charlotte Helvétius, femme d'Alexandre-François de Mun, autorisée par justice à la poursuite de ses droits, demeurant à Paris, rue d'Anjou, faubourg Saint-Honoré, avait donné procuration à Pierre-Charles Quieron, homme de loi, demeurant à Rémalard, pour la conservation d'une rente de 400 livres au principal de 10,000 livres constituée au profit de Claude-Adrien Helvétius, son père, par L.-A. de Barville, seigneur de Nocé, le 7 juin 1769. M. de Barville ayant émigré, il était en effet nécessaire d'obtenir l'inscription et le payement de cette créance.

Le 23 pluviose an III, P.-C. Quierou, au nom de Mme de Mun adressa aux administrateurs du district de Bellême la requête suivante qui paraît avoir été accueillie :

« La citoïenne Helvétius, ci-devant Mun, a réclamé le païement d'une rente de 400 livres, au principal de 10,000 livres, sur le domaine de Nocé, ses pièces sont dans votre bureau et je les crois en règle. Il paroît qu'elle a le plus pressant besoin de toucher au moins les trois années d'arrérages échus. Outre que votre justice et votre humanité ne vous permettront point de laisser dans la détresse une citoïenne aussi estimable, il me semble que la mémoire de son père, dont la Nation s'honore, sera pour le district et pour vous un motif de plus pour secourir sa fille.

« J'espère de vous une réponse favorable et prompte et suis avec les sentiments que vous me connaissez. »   Quierou.

Grâce à une communication obligeante de M. Bansard des Bois, complétée au moyen des divers renseignements que nous avons pu recueillir, il nous est possible de dresser le tableau de la filiation de la descendance d'Helvétius.

Le mariage d'Helvétius avec Anne-Catherine de Ligniville, paraît avoir fait entrer la fortune dans la famille de Ligniville. Un des amis d'Helvétius, Delay de la Garde, habitant comme lui la rue Sainte-Anne, épousa une sœur de Mlle de Ligniville. Helvétius se démit en sa faveur de sa charge de

fermier général, ce qui fit dire à Collet :
« Helvétius a voulu n'être plus fermier général pour se marier et La Garde n'a épousé
la sœur que pour avoir la place (1). »

Une troisième Mlle de Ligniville épousa
également un autre fermier général, du nom
de Baudon, qui habitait la rue Richelieu.
Baudon, à la suite d'Helvétius, vint se fixer
dans le Perche ; il y acheta le château et la
propriété de Launay, commune d'Igé et y
mourut plusieurs années avant la Révolution. Mme de Ligniville, veuve Baudon, figure
parmi les membres de la Noblesse du Perche
qui comparurent par leurs fondés de procuration à l'Assemblée de l'ordre de la Noblesse,
pour l'élection des députés aux Etats-Généraux, en 1789. La propriété de Launay passa
ensuite à la famille d'Orglandes, probablement par acquêt. Nicolas-François-Camille
d'Orglandes, comte de Briouze, épousa en
1791 Mlle d'Andlau, fille de Geneviève-Adelaïde Helvétius.

La descendance directe de la branche d'Andlau peut être ainsi établie :

Mme d'Andlau, née Helvétius, eut quatre
enfants : deux fils et deux filles, à savoir :

1° Felix d'Andlau, lieutenant général, qui
lui-même a eu pour fils le général d'Andlau,
sénateur;

2° Gustave d'Andlau, lieutenant général,
héritier par préciput de la propriété de Voré,
marié à Mlle Aglaé Tourteau d'où sont issus

_____

(1) Collé, *Journal*, t. 11, p. 450

deux enfants : Richard d'Andlau, qui a
épousé Laurence d'Orglandes, et une fille
mariée à M. le marquis de Lancosmes de Brè-
ves. Mme la marquise de Lancosme a marié
sa seconde fille à M. Arthur d'Orglandes,
devenue ainsi la belle-sœur de son oncle,
Richard d'Andlau.

3° Mme d'Orglandes;

4° Mme de Rosambeau.

PIÈCES JUSTIFICATIVES

NOTES ET ADDITIONS

Quelques personnes voudraient qu'on écrivît **Regmalard**, suivant l'orthographe du XVIIᵉ siècle, de même qu'on écrivait alors *Regnard*, *Regnouard*, etc. Pour la satisfaction des amateurs du vieux langage, je crois utile d'indiquer ici les différentes formes du nom de Rémalard que l'on rencontre dans les manuscrits :

Raimalastum dans Orderic Vital, chronique de Saint Evroul, mort en 1142.

Regimalast, dans une charte du milieu du XIIᵉ siècle environ. (Prieuré du Vieux-Bellême.) (Archives de l'Orne).

Remalast, dans une charte de Saint Evroul, de 1222.

Romalart et *Roumalart*, dans deux chartes du prieuré du Vieux-Bellême.

Roumaillart, dans le Pouillé de St-Lômer-de-Blois.

*
* *

Dès qu'il se fut établi à Voré, Helvétius paraît s'être occupé activement de procurer

quelques soulagement aux habitants de Rémalard, surchargés d'impositions, en s'effor-
çant de les exempter du logement des trou-
pes de cavalerie que l'on envoyait fréquem-
ment dans le Perche pour se refaire et y
consommer sur place les fourrages verts qui
abondent dans le pays. Le ministre de la
guerre, d'Argenson, informé de ces démar-
ches, écrivit à l'intendant de la généralité
d'Alençon en 1753, pour lui exprimer son
mécontentement de ce qu'il n'avait pas en-
voyé cette année de cavaliers à Rémalard,
comme il en avait reçu l'ordre. Voici la ré-
réponse de l'intendant :

Alençon, le 18 octobre 1753.

« Monsieur,

« Je vous suis trop attaché par bien des
raisons pour ne pas aller audevant de ce
qui peut vous (être agréable), et je scay
faire la différence des égards qui vous sont
deus d'avec l'attention que peuvent mériter
les representations de M. Helvétius. Ce n'est
point par complaisance pour luy que je n'ay
pas placé l'année dernière la compagnie de
M. de la Duys à Regmallard, mais uniquement par des vues de justice, sur des observations qui me furent faittes par des gentilshommes du lieu, qu'il y avait de l'impossibilité d'y loger une compagnie sans expulser
de ce bourg nombre de bons habitants. Au
surplus, pour vous marquer, monsieur, mon
dévouement à ce qui vous est agréable, je
viens de donner les ordres nécessaires pour
faire préparer à Regmallard (le logement)
de la compagnie du régiment du Roy, cava-

lerie, qui est arrivé le seize de ce mois à
Bellesme, où elle ne restera que le temps de
consommer les fourrages qui y ont été amas-
sés pour dix jours ; elle passera ensuite à
Regmallard ainsi que vous paraissez le desi-
rer. J'ai l'honneur d'être M. v., etc. (1). »

* *

La situation de la province du Perche en
1762 se trouve ainsi exposée dans une lettre
de l'intendant de la généralité d'Alençon.

« La petite province du Perche ne consiste
que dans l'élection de Mortagne, composée
de 145 paroisses, elle n'a aucun commerce à
l'exception de quelques forges, une manufacture d'étamines et une fabrique de toilles
qui sont aujourd'hui dans le dépérissement,
par les circonstances de la guerre et la rareté de l'argent. La moitié du terrain de cette
province qui est froid et caillouteux ne produit que quelques bleds assez maigres et des
seigles, il y a d'abord beaucoup de terres
incultes.

« D'ailleurs, il est notoire que depuis la
guerre les terres ont diminué de revenu
tant par le défaut de consommation des den-
rées et l'anéantissement du commerce, que
par les impositions considérables de toute
nature dont les peuples sont chargés. L'on
peut ajoûter à ces observations que, par les
pluies continuelles de l'été dernier, la province du Perche a été privée de la plus

---

(1) Archives départementales de l'Orne. Série C.
n° 1118. Registre de la correspondance de l'Intendant avec les ministres. p. 167, verso.

grande partie de ses récoltes, en sorte qu'elle est entièrement épuisée (1). »

*
* *

Dans l'étude de M. V. Fournel, sur *l'Histoire des livres, les privilèges et la censure sous l'ancienne monarchie*, nous relevons la note suivante relative au livre de *l'Esprit* :

« On vit, dans certains cas, se produire des poursuites et des punitions contre un ouvrage pour lequel on avait obtenu l'approbation et qu'on pouvait croire, dès lors, à l'abri de toute mésaventure de ce genre : C'est ainsi que *l'Esprit*, d'Helvétius, publié sur l'approbation du censeur Tercier, fut condamné par arrêt du parlement à être brûlé de la main du bourreau. On voit que le privilége, au fond, ne garantissait rien du tout de ce qu'il paraissait garantir. Mais cette fois, Malsherbes (commissaire de la librairie jusqu'en 1763) ne put sauver ni le censeur ni l'écrivain (2). »

---

(1) Archives de l'Orne, série C. 1128 Reg. feuille 111. Correspondance de l'Intendant avec M. de Courteilles, ministre (lettre du 1er mars 1762).

(2) *Journal général de l'instruction publique*, vol. 31. — n° 61, 30 juillet 1862. pages 563, 565.

Nous avons dit (p. 18) que les Jansénistes firent chorus avec l'archevêque de Paris,
Christophe de Beaumont, leur adversaire
déclaré, contre Helvétius, pour anathémati-
ser le livre de l'*Esprit*. Cette appréciation,
empruntée au marquis de Saint-Lambert,
biographe d'Helvétius, comporte quelques
restrictions. Ainsi les rédacteurs des *Nouvelles ecclésiastiques*, jansénistes avérés,
n'hésitèrent pas à déclarer que dans son
mandement contre le livre de l'*Esprit*, l'archevêque, au point de vue théologique,
n'avait pas moins erré qu'Helvétius lui-
même. Il nous a semblé utile de reproduire
cette partie du compte-rendu, donné par les
rédacteurs des *Nouvelles ecclésiastiques*, de
ce débat dont le fond n'est pas aussi étran-
ger qu'on pourrait le croire aux questions
contemporaines (1) :

« La vérité ne nous permet pas de dissi-
muler qu'il s'est élevé de toutes parts des
plaintes sur divers endroits de cette Instruction, où la main de ceux qui ont tenu la
plume se fait sensiblement apercevoir, et sur
le silence que M. l'Archevêque persiste à
garder par rapport à d'autres scandales non
moins publics, et même plus contagieux
que celui qu'il déplore avec tant de justice.

«Premier sujet de plainte. Les Théologiens
et les Jurisconsultes ont été également sur-
pris de ce qui se lit page 13, que *les Lois
humaines, la Politique, la Jurisprudence
doivent toujours être subordonnées à la
Religion* ; et plus encore de ce que l'on

_____

(1) *Nouvelles ecclésiastiques*, 16 janvier 1759.

ajoute immédiatement après, que *ces moyens sont, sans la Religion, pleins d'artifices, d'inutilités, de dangers même à mille égards.* Assertion qui ne présentant dans sa 1re partie qu'une idée vague, laisse trop clairement entrevoir dans la seconde tout le danger des prétentions d'un système, dont le Prélat pa roît avoir fait la règle de sa conduite, depuis qu'il est Archevêque de Paris. Si le Mandement prenant le terme de Religion dans les plus grande étendue pour toute vraie Religion, naturelle, ou révélée, entend que les Lois humaines, la Politique, la Jurisprudence doivent toujours être subordonnées à la Religion, en ce sens qu'elles doivent toujours être conformes à la loi naturelle ou révélée, lesquelles ne sont l'une et l'autre que l'expression de la loi éternelle, et du souverain ordre qui est en Dieu, et qui est Dieu même, le Mandement n'a rien dit que de vrai. C'est en effet à la loi naturelle, ou révélée, qu'il appartient d'éclairer, de rectifier, de confirmer les Lois humaines, la Politique et la Jurisprudence; et toute loi contraire en ce sens à la Religion, comme seroit, par exemple, une loi qui autoriseroit l'usure, doit être corrigée par un Prince religieux et Chrétien. Voilà l'interprétation la plus favorable que l'on puisse donner à une des propositions qui est louche et équivoque par sa trop grande indétermination. Mais si le Mandement l'entendoit de tout ce qui peut avoir trait de près ou de loin à la Religion, comme seroient des Décrets, et des Réglemens de Discipline, tout exercice légitime ou abusif de l'autorité Ecclésiastique, des intérêts même de Religion, rien ne seroit plus faux ni plus dangereux.

Plus faux, car il n'est point vrai que les Loix humaines, la Politique et la Jurisprudence doivent toujours être subordonnées à des Décrets, à des Jugements et à des intérêts de cette nature. Ce sont au contraire ces Décrets et ces Jugements qui sont subordonnés à la saine Politique, et qui sont sujets par cette raison à être ou modifiés ou même entièrement supprimés par les Princes, quand ils ne peuvent se concilier avec les mœurs ou les Lois d'un Etat.

« Mais la seconde proposition est évidemment fausse. Car il y a de l'absurdité à dire que, *sans la Religion, les Lois humaines, la Politique et la Jurisprudence sont pleines d'artifices, d'inutilités, de dangers même à mille égards.* La loi naturelle, l'amour de ce qui est juste et droit, peuvent inspirer des lois très-bonnes ; et il n'y aura ni artifices, ni inutilités, ni danger, dans de telles lois. Plusieurs lois de Lycurgue, certaines lois de la Grèce ou de Rome en sont des exemples.

« Second sujet de plainte. Combien de personnes se récrient sur l'atrocité de l'accusation que le Mandement intente contre le livre de l'*Esprit*, en lui reprochant dans les termes les plus violents, des principes de rébellion, et des maximes dangereuses pour la sureté de la Couronne et de la vie des Souverains ! Nous ne sommes point assurément suspects d'être trop favorables au Livre de l'*Esprit*, ni aux principes qui donnent atteinte à l'autorité des puissances établies de Dieu. Nos preuves sont faites sur l'un et sur l'autre chef. Mais nous sommes dispensés d'entrer dans la discussion du fait dont le Mandement charge le livre de l'*Esprit* :

c'est à l'auteur à se justifier lui-même, et il
lui est indispensable de le faire. Au reste le
Public seroit étonné des preuves que cet
Auteur a en main, de l'approbation que
plusieurs des plus fameux Jésuites, le Père
Bertier compris, lui ont donnée par des Lettres de félicitation sur le mérite de son Ouvrage avant qu'il vît le jour. Mais les Jésuites ont depuis changé d'avis. C'est une anec-
dote non moins certaine que curieuse, qui
apprendra de plus en plus aux hommes
quelle est la droiture et la probité de ces
Pères dans toutes les affaires où leur intérêt
personnel est de la partie. Quant à nous,
tout ce que nous avons à dire sur cette accusation, c'est que de bons juges, qui ont lu le
Livre attentivement et avec un esprit
d'équité, n'y ont pas vu à beaucoup près
tout ce que le Mandement y découvre d'hor-
reurs en ce genre. Ils conviennent qu'on y
trouve, comme dans la plupart des Ouvrages
des Déistes, des propositions libres et har-
dies sur l'autorité des Princes, et sur le caractère de l'obéissance des Sujets ; et que ces
propositions ont pu donner quelqu'occasion
ou quelque prétexte à l'accusation. Mais 1°
ils ajoutent que la censure à cet égard est si
outrée et si exorbitante, qu'elle tient beaucoup plus de l'imputation calomnieuse, que
d'une accusation fondée. 2° Ils prétendent
que la main des véritables ouvriers du Mandement se décèle avec évidence dans tout ce
morceau ; et ils en donnent pour preuves
d'une part l'affectation qu'on a eue de faire
étaler à M. l'Archevêque, bien tard et sans
vraie nécessité, les grands principes sur
l'obéissance due aux Souverains, afin de lui
ménager le retour des bonnes grâces du Roi,

comme le prix de son grand zèle pour la Religion, et pour le maintien de l'Autorité
Royale ; et d'une autre part l'artifice qui y
est employé pour imputer aux Déistes des
principes séditieux et meurtriers, afin d'en
détourner la haine de dessus ceux qui en sont
vraiment coupables, et qui ont été mille fois
convaincus d'avoir, par tradition, une doctrine meurtrière des Rois pour tous les cas
où ils ont intérêt d'en faire usage, et dont
ils s'établissent eux-mêmes les juges. 3° Ils
observent que le nouveau Mandement ne
fait sur ce point que suivre la méthode et les
errements de celui que publia M. de Beaumont en 1757 pour rendre grace à Dieu de
la conservation du Roi, et où il s'efforçoit de
trouver dans la fausse philosophie des Déistes
le principe de l'attentat du 5 janvier. A quoi
joignant le tocsin séditieux des *Observations
sur le Châtelet*, où le Parlement étoit re-
présenté comme plein de Déistes et d'impies,
ils concluent que la réunion de ces trois
Ecrits dans le même plan et les mêmes vues,
devient une source de lumière pour donner
l'intelligence du dernier Mandement, pour
en indiquer les véritables auteurs, et pour
faire connoître la profondeur de leur malice.
4° Ils demandent en quelle conscience un
Prélat, à qui le mot de conscience tient lieu
de toutes les raisons, et qui s'en fait un bou-
clier impénétrable pour repousser toutes les
vues de paix que S. M. s'efforce de lui inspirer, a pu prêter son nom à la passion des
Jésuites, pour exagérer les torts du Livre
de l'*Esprit* contre l'autorité Royale, tandis
qu'il est demeuré muet sur les propositions
exécrables du Jésuite Busembaum commenté

par le Jésuite Lacroix, et sur l'infâme lettre
du Jésuite Zacchéria, qui a pris hautement
la défense de ces propositions au nom de
toute la Société? C'est l'année même du
crime de Damiens que l'Archevêque de la
Capitale, que l'Evêque même du Roi, se tait
sur cette affreuse Théologie. Quelle année,
avoit dit M. l'Avocat Général de Toulouse,
pour faire revivre une telle doctrine! Quelle
année, disent les Diocésains de Paris, pour
garder le silence sur de telles excès! C'étoit
à M. de Beaumont sans doute à prévenir
tous les Evêques de France, et à leur donner
l'exemple. »

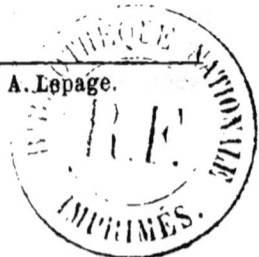

Juin 80. — Alençon, typ. A. Lepage.

www.ingramcontent.com/pod-product-compliance
Lightning Source LLC
Chambersburg PA
CBHW030931220326
41521CB00039B/2091